COMMUNICATIONS

FAITES

AU CONGRÈS D'UROLOGIE DE 1898

PAR

Le Dr Boleslas MOTZ

Lauréat de l'Académie des Sciences et de l'Académie de Médecine.

PARIS

1898

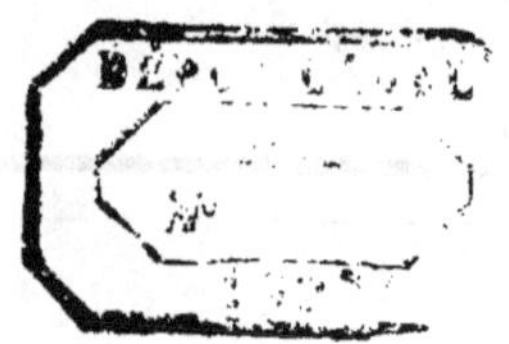

TRAITEMENT ABORTIF DE LA BLENNORRHAGIE

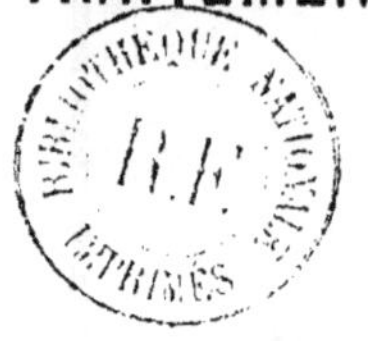

PAR

Le Dr B. MOTZ

J'ai eu l'occasion d'appliquer le traitement abortif de la blennorrhagie dans 23 cas.

Dans 14 cas, j'ai eu recours à la méthode de M. Janet. Suivant son conseil, on lave deux fois par jour l'urèthre antérieur à une pression très faible. On n'agit pas d'emblée sur tout l'urèthre antérieur ; mais grâce à la compression de l'urèthre, on lave segment par segment en le débarrassant des mucosités et des sécrétions dont il est rempli. Il y a quelque temps encore, c'est la solution de permanganate de potasse au millième qui servait à ce mode de traitement, mais les lavages faits avec cette solution provoquaient une réaction très forte du canal dans les cas où le traitement abortif n'a pas réussi. Dans un cas j'ai observé une uréthrorrhagie assez tenace, contre laquelle j'ai employé les injections de la solution aqueuse d'antipyrine (1/10) ; dans un autre, plusieurs crises de rétention aiguë m'ont obligé de sonder le malade.

C'est pour éviter cet inconvénient que M. Janet a dernièrement conseillé de n'employer que la solution faible de permanganate de potasse (1/2000). J'ai pu constater que cette modification a notablement diminué la réaction inflammatoire de l'urèthre dans les cas qui n'ont pas réussi.

Sur les 14 cas traités par cette méthode, j'ai obtenu un

résultat très favorable dans 9 cas ; dans les cinq autres cas, il y avait une propagation de lésion le long de l'urèthre antérieur. La durée moyenne de traitement des cas favorables était de 8 jours et celle des autres cas de 33 jours.

Comme complication, je n'observai qu'un cas d'uréthrorrhagie et le cas de rétention aiguë d'urine que je viens de mentionner.

La possibilité d'arrêter dans deux tiers des cas le développement de la blennorrhagie aiguë est une preuve suffisante de la valeur de la méthode de M. Janet. Le seul inconvénient que présente cette méthode, c'est la difficulté que l'on a d'empêcher le gonocoque de pénétrer pendant les lavages dans les parties profondes de l'urèthre qui ne sont pas soumises à l'action des lavages antiseptiques, et de savoir à quel moment il faut remplacer les lavages limités à l'urèthre antérieur par les grands lavages.

J'ai cherché à remédier à ces inconvénients, et c'est dans ce but que dans neuf cas j'ai suivi la méthode suivante :

Je commence le traitement par le lavage d'une portion de 5 à 6 cent. de l'urèthre antérieur avec un demi-litre de la solution de permanganate de potasse à 1 pour 500. Immédiatement après je change le titre de la solution et je lave peu à peu le reste de l'urèthre antérieur avec une solution de permanganate de potasse à 1 pour 2000. Puis, à la fin de la séance j'augmente la pression et je fais un grand lavage des deux urèthres en allant jusqu'à la vessie. Je répète le même traitement deux fois par jour avec cette différence que je n'emploie plus la solution forte de permanganate de potasse (1/500). Je lave une fois par jour le premier segment de l'urèthre antérieur (5 à 6 cent.) avec la solution de permanganate de potasse à 1 pour 2000 comme pour les autres lavages.

J'ai cru être autorisé à agir de cette façon en me basant sur les observations que nous fournit le traitement des uréthrites subaiguës par les grands lavages. Jamais nous n'avons observé chez les malades traités par les lavages la contamination de l'urèthre postérieur par les gonocoques qui se trouvaient localisés dans la partie antérieure de l'urèthre.

En suivant dans 9 cas la méthode que je viens d'indiquer, je n'ai pas eu un seul échec ; dans tous les cas, j'ai réussi à maintenir la lésion tout près de la fosse naviculaire. L'écoulement était insignifiant et l'urine, sauf les premières gouttes, restait complètement claire pendant toute la durée du traitement.

Dans 7 cas, la durée moyenne de ce traitement était de 9 jours. Il a duré 13 jours dans un cas, et 15 jours dans un autre. Dans les premiers de ces deux cas, les gonocoques ont été encore trouvés huit jours après le commencement du traitement ; dans le second ils ont disparu seulement au bout de onze jours.

Cette méthode présente donc deux avantages : 1° elle facilite la localisation de la lésion dans l'endroit qui a été déjà infecté avant le commencement du traitement ; 2° elle permet aux médecins, même les moins expérimentés, de faire le traitement abortif de la blennorrhagie ; si on repousse les gonocoques dans les parties profondes de l'urèthre, on neutralise leur action en faisant immédiatement après le grand lavage de deux urèthres.

EXAMEN HISTOLOGIQUE

DE

87 NÉOPLASMES VÉSICAUX

Par le Dr B. MOTZ

J'ai examiné au point de vue histologique 87 tumeurs vésicales qui ont été opérées soit à la Clinique de Necker, soit par M. le Professeur Guyon dans sa clientèle particulière. Voici les résultats de mes recherches :

Papillome..........................	25	cas.
Epithélioma papillaire..............	20	»
Epithélioma lobulé..................	12	»
Epithélioma tubulé..................	6	»
Cancer..............................	13	»
Cancroïde...........................	5	»
Adénome avec dégénérescence épithéliomateuse....	3	»
Fibro-myome.........................	2	»
Myome...............................	1	»

Ces résultats diffèrent de ceux qui ont été publiés par les autres auteurs.

Thompson, dans une de ses communications, dit que sur 100 tumeurs vésicales, il a trouvé 40 tumeurs malignes et 60 bénignes.

Nitze, dans deux tiers de cas, a trouvé des tumeurs bénignes.

M. Clado arrive à la conclusion que les tumeurs malignes sont aussi fréquentes que les tumeurs bénignes.

M. Albarran, au contraire, pense que les tumeurs malignes sont beaucoup plus fréquentes : six contre une sur 88.

On peut se demander à quoi il faut attribuer la différence si considérable dans les résultats obtenus par les auteurs que nous venons de citer.

Je pense que ni les statistiques des auteurs mentionnées, ni la mienne ne nous donnent des chiffres exacts de la fréquence de différentes formes de tumeurs vésicales.

Le nombre de chaque variété de néoplasmes vésicaux dépend surtout des conditions dans lesquelles ils ont été recueillis. On pourrait dire à priori que la quantité de tumeurs malignes est beaucoup plus grande dans les statistiques faites à la clinique de Necker, que par exemple dans la statistique de Nitze. Les conditions de traitement des malades dans ces deux cas sont absolument différentes. A la Clinique de Necker nous avons les pièces anatomiques des cas opérables et non opérables qui viennent aux derniers moments de leur vie ; la statistique de Nitze, au contraire, ne donne que l'examen histologique des tumeurs opérées. Mais en dehors de la question de l'hospitalisation des malades il faut prendre aussi en considération la technique opératoire qui joue ici un grand rôle. Nitze opère la grande majorité de ses malades à l'aide de son endoscope, il opère par conséquent tous les cas de tumeurs opérables, tandis que dans les services où on fait dans ces cas la taille hypogastrique beaucoup de malades ne se laissent pas facilement opérer. Sans faire des recherches complètes dans les archives de la clinique de Necker, j'ai trouvé qu'en l'espace de cinq ans, 17 malades porteurs de tumeurs vésicales insignifiantes n'ont pas voulu se laisser opérer. Voilà déjà 17 cas qui pourraient être probablement ajoutés au nombre de nos tumeurs bénignes. Il ne faut pas croire que ces malades forcés par les symptômes graves se trouveront un jour entre les mains de chirurgien qui retrouvera leur papillome ; ces malades peuvent profiter de la guérison spontanée dont les preuves indiscutables ont été apportées ici l'année dernière par M. Desnos, ou leurs tumeurs primitivement bénignes peuvent se transformer en tumeurs malignes.

Il ne faut pas non plus s'étonner de ce fait que M. Albarran ait trouvé, il y a 8 ans, à la même clinique la proportion de tumeurs malignes beaucoup plus grande que moi. Sa statistique se rapporte à l'époque où une intervention chirurgicale sérieuse effrayait encore les malades. Ce n'est que la gravité exceptionnelle des symptômes qui les obligea de se laisser opérer.

Je voudrais dire encore un mot de la structure histologique des tumeurs récidivée. Certains auteurs prétendent que les tumeurs vésicales récidivent presque toujours sous la forme de tumeurs malignes.

Parmi les tumeurs que j'ai étudiées, j'ai trouvé 7 cas de néoplasmes qui ont récidivés. Dans 4 cas j'ai constaté qu'il s'agissait de tumeurs bénignes, et dans 3 cas de tumeurs malignes. On ne peut pas dire que, au moins dans ces derniers cas, les tumeurs ont subi une dégénérescence cancéreuse : dans deux de ces cas les tumeurs enlevées pendant la première opération présentaient déjà la structure des tumeurs malignes.

GUÉRISON COMPLÈTE DE TROIS CAS

DE

TUBERCULOSE VÉSICALE GRAVE

Par le Dr B. MOTZ

La possibilité de la guérison de la tuberculose vésicale n'est pas discutable. C'est surtout grâce aux recherches et à la longue observation de notre maître M. le Prof. Guyon, que nous possédons maintenant de nombreux cas de guérison réelle de la tuberculose vésicale.

Dans son enseignement clinique, M. le Prof. Guyon attire très souvent l'attention de ses élèves sur ces faits et montre des exemples les plus frappants. Pourtant, si on cherche dans la littérature médicale des observations complètes basées sur l'examen histo-bactériologique des urines des malades, il est presque impossible de trouver les cas où la guérison a été confirmée par cet examen. Cette confirmation peut être remplacée seulement par l'observation égale à celle de M. le Prof. Guyon, qui a pu suivre les malades quelquefois pendant vingt ans. Dans tous les autres cas, il existe toujours dans notre esprit un certain doute sur la guérison réelle ; et c'est à cause de ces doutes tout à fait légitimes, que je considère qu'il y a un grand intérêt à publier les cas de la guérison complète de la tuberculose vésicale.

En faisant depuis quelque temps les recherches cliniques sur la guérison de la tuberculose urinaire en général, j'ai eu l'occasion d'observer les nombreux cas de la guérison presque complète de la tuberculose vésicale. J'ai pu réunir trois cas de tuberculose vésicale dans lesquels l'examen histologique montrait la disparition complète de toute espèce d'éléments histologiques.

Obs. I. — Il s'agit d'un médecin polonais qui est arrivé à Paris consulter M. le Prof. Guyon pour des troubles de la miction. C'est un homme de 45 ans, très bien constitué, qui n'a jamais été malade. Il a ressenti les premiers symptômes d'une cystite à la fin de 1889. La fréquence de la miction, qui était très douloureuse, est devenue extrême. Il urinait toutes les cinq minutes. Il arrive à Paris au mois de juin 1891. M. le Prof. Guyon l'examine et fait le diagnostic d'une cystite tuberculeuse. L'examen microscopique d'urine révèle la présence de vrais amas de bacilles de Koch. On commence les instillations au sublimé et le malade prend des pilules de créosote. Malgré ce traitement, l'état du malade devient de plus en plus grave : il souffre énormément et il urine à chaque instant. En présence de cet état, M. le Prof. Guyon propose de lui faire la taille hypogastrique. Le malade refuse l'opération, part de Paris au mois d'octobre 1891, et cesse tous les traitements. A cette époque, l'appétit est nul. Pour calmer les douleurs, il se faisait plusieurs fois par jour des injections de morphine (de 50 à 80 cent. par jour).

Peu à peu l'état vésical s'améliore : la miction devient beaucoup moins douloureuse ; il peut retenir son urine d'abord pendant 10 minutes et arriver progressivement à la garder une heure et plus. L'urine devient moins trouble. Cette amélioration continue à s'accentuer et le malade est complètement guéri, au commencement de 1897.

Nous l'avons vu à la fin de l'année dernière (1897), son état général était excellent. La fréquence de la miction était normale. Dans les urines, tout à fait claires, nous n'avons trouvé aucun élément histologique.

Obs. II. — R. E., âgée de 15 ans. Entre à la clinique de M. le Prof. pour une cystite douloureuse. Père mort il y a 4 ans d'une affection hépatique. Mère cardiaque.

Le début de l'affection actuelle remonte à 4 mois.

La malade, avant cette époque, n'urinait pas la nuit. Elle fut obligée primitivement de se lever 5 à 6 fois par nuit. Cette fréquence a peu à peu augmenté et est devenue également diurne. Depuis trois mois et demi la malade présente une fausse incontinence. Les mictions ne sont pas douloureuses en général : la malade ne se rend pas compte du besoin d'uriner. Jamais d'hématurie ; rien aux reins.

L'examen bactériologique des urines révèle la présence de bacilles tuberculeux.

La vessie contient quelques grammes d'urine trouble. Capacité vésicale : 30 gr. Pas de saignement.

2 janvier. — Instillation à l'huile créosotée (10 %) ; elle fut gardée 20 minutes, non douloureuse. Même fréquence.

4 janvier. — Deuxième instillation fut gardée une heure et quart. Fréquence diminuée dans la journée, mais à partir de la soirée les besoins d'uriner deviennent très douloureux. La malade ne pouvait uriner qu'apres 5 minutes d'efforts. Fréquence continuelle. Cela dura jusqu'à deux heures du matin.

On continue les instillations à l'huile créosotée jusqu'au 15 février sans aucune amélioration. Apparition des hématuries.

27 mars. — Curettage de l'urèthre et du bas-fond vésical. La vessie saigne peu. Sonde de de Pezzer à demeure.

Les jours suivants on lave la vessie à l'eau boriquée.

7 avril. — Sonde enlevée.

8 avril. — La malade a uriné tous les trois quarts d'heure sans douleur.

Elle a perdu ses urines cette nuit.

9 avril. — On recommence les instillations de l'huile créosotée à 10 %.

19 avril. — La malade se plaint de souffrir du rein droit. Urine trouble, sanguinolente.

23 avril. — La douleur rénale a beaucoup diminué. On sent par le double palper le rein droit augmenté de volume.

La malade reste dans le service jusqu'au 28 avril 1897. A cette date elle urine toutes les heures environ : les mictions ne sont pas douloureuses : elle continue à ne pas perdre ses urines : l'urine, légèrement sanguinolente, laisse au fond du vase un dépôt assez abondant. Etat général satisfaisant.

Revue au mois d'octobre 1898. Etat général excellent. Urine complètement claire. A l'examen microscopique on ne trouve aucun élément histologique. La malade urine toutes les trois heures. Elle n'est gênée que par les besoins impérieux d'uriner qu'elle ressent de temps en temps.

Obs. III. — Il s'agit d'un jeune homme de 19 ans, qui n'avait jamais eu aucune maladie antérieure. Vers le mois d'octobre 1897, il se présente à la clinique de Necker, se plaignant de douleurs en urinant et d'avoir les urines troubles. A l'examen il présentait tous les caractères d'une cystite tuberculeuse, miction fréquente (tous les quarts d'heure), douleurs violentes à la fin de la miction, urine trouble, avec un dépôt assez abondant. L'examen microscopique fait par M. Tarnaud a relevé la présence de nombreux bacilles de Koch. Le traitement général, pilules de créosote et d'iodoforme, et les instillations au sublimé à 1/5000 ont été faites régulièrement tous les jours jusqu'au mois de mars 1898. A cette époque l'état du malade qui était régulièrement soigné par M. Tarnaud, s'était très amélioré.

Les instillations ont été espacées jusqu'au mois d'août où le malade est allé passer trois semaines au bord de la mer. A son départ les urines étaient claires, les mictions normales. Le malade a été revu le 17 octobre 1898. Son état est très satisfaisant. Il peut rester trois heures sans uriner ; son urine est complètement claire. L'examen micrographique a démontré l'absence absolue des éléments histologiques.

Ces trois observations présentent un double intérêt : au point de vue du pronostic et de la thérapeutique chirurgicale de la tuberculose urinaire. Au point de vue du pronostic, elles prouvent que même dans les cas les plus rebelles de la tuberculose vésicale, le médecin ne doit pas perdre l'espoir de guérir son malade si la lésion est localisée. Au point de vue thérapeutique, de pareils faits autorisent dans certain cas de tuberculose rénale unilatérale d'intervenir radicalement en faisant d'abord la néphrotomie et après la néphrectomie, même dans les cas où la vessie serait déjà atteinte : nous avons beaucoup plus de chances de guérir la tuberculose vésicale même grave que la tuberculose rénale arrivée déjà à l'état de pyonéphrose.

Des traitements un peu différents ont été institués dans ces trois cas.

Dans le premier de ces cas, le malade est arrivé à la guérison complète sans aucune intervention chirurgicale ; dans le deuxième, la malade a subi un curettage vésical. Un de ces malades a été traité par les instillations du sublimé (1/5000), l'autre par les instillations de l'huile créosotée. Ils diffèrent ainsi au point de vue du traitement interne ; l'un n'a pris des pilules de créosote que pendant 4 mois, l'autre les a prises pendant presque un an. En présence de ces faits il est bien difficile à dire lequel de ces agents thérapeutiques a eu l'influence prépondérante sur la guérison des lésions tuberculeuses.

Parmi les agents thérapeutiques cités, il s'en trouve un, dont j'ai eu l'occasion d'observer l'action sur les cystites depuis plusieurs années. Je parle de curettage vésical. Si on suit les malades qui ont subi cette opération introduite par M. le Prof. Guyon, et si on étudie les observations de tous les cas où on a eu recours à cette opération, il est absolument impossible de nier son action positive sur les phénomènes de cystite. On voit très souvent des améliorations rapides et tout à fait démonstratives. Il n'y a que le mode d'action de cette intervention qui peut être discuté.

Personne ne peut prétendre qu'en faisant le curettage vésical on détruit tout ou au moins la plupart des foyers tuberculeux. J'ai étudié, dans un certain nombre de curettages vésicaux, des débris retirés de la vessie après cette opération. Dans tous les cas, j'ai pu constater qu'il y avait très peu d'éléments histologiques : quelques cellules épithéliales et plusieurs petits débris de quelques millimètres de la muqueuse vésicale.

Si ce n'est pas par la destruction des foyers tuberculeux que le curettage vésical agit, il ne reste alors que trois hypothèses pour expliquer son action : 1° facilité plus grande de la pénétration des médicaments ; 2° influence de la sonde à demeure, et 3° action directe du traumatisme sur la vitalité de l'organe.

Il est très possible qu'en faisant un traumatisme, on provoque un travail néoformatif qui a une certaine influence sur les lésions de cystite. J'ai eu l'occasion d'observer quelques cas où le traumatisme fait par une plaie chirurgicale m'a paru avoir une certaine influence sur les symptômes de cystite. Un de ces cas est très démonstratif. Il s'agit d'une femme atteinte d'une cystite chronique intense, rebelle à tous les traitements. Le chirurgien qui la soignait a cru reconnaître à l'examen endoscopique la présence d'une tumeur vésicale. Il a fait une opération par l'urèthre et il n'a retiré que deux morceaux de la muqueuse vésicale. La malade a été très améliorée immédiatement après cette opération, et elle s'est considérée pendant plusieurs mois comme complètement guérie.

Sans entrer à présent dans la discussion générale sur la guérison de la tuberculose urinaire, je voudrais dire un mot sur les conclusions du travail de M. Banzet sur le « traitement des cystites tuberculeuses » (1), où il donne la statistique de la guérison de la tuberculose vésicale qu'il n'évalue qu'à 15 %.

Mon opinion diffère à ce sujet de celle de M. Banzet, qui fait entrer dans la même statistique les cas de tuberculose urinaire généralisée.

En me basant sur les documents que j'ai déjà réunis, je crois que la fréquence de la guérison de la tuberculose vésicale localisée est beaucoup plus grande, et qu'en général la tuberculose vésicale est une de celles qui guérissent le mieux.

(1) *Annales des organes gén. ur.*, 1897.

A PROPOS

DE

L'OPÉRATION DE BOTTINI

Par le Dr B. MOTZ

M. Nicolich a fait la revue détaillée de tous les cas de l'hypertrophie de la prostate traités par la méthode de Bottini ; je me bornerai à résumer en quelques mots l'impression que l'étude des cas publiés a produit sur moi.

J'ai étudié les observations de Bottini (3 cas), de ses assistants (2 cas), de Czerny (8 cas), de Freudenberg (6 cas) et de Meyer (3 cas). Sur ces 22 cas j'ai trouvé : 11 cas de rétention complète, et 11 cas de rétention incomplète.

Sur onze cas de rétention complète on a obtenu : 7 cas de guérison, 3 cas d'amélioration et un échec.

Sur 7 malades complètement guéris, dans 5 cas l'opération était tout à fait récente. Parmi trois malades qui ont été très améliorés un a été revu neuf mois et un autre cinq mois après l'opération.

Dans 3 cas, la guérison complète a été obtenue seulement après la deuxième opération.

Sur onze cas de rétention incomplète, on a obtenu : 5 guérisons, 2 améliorations notables et 4 échecs. Ici également les malades de la première catégorie n'ont pas été suivis assez longtemps : ils ont été revus dans 2 cas trois mois après l'opération, dans un cas 4 mois et dans un autre 10 mois après l'opération.

En résumé, les résultats immédiats sont excellents : sur 22 cas on a obtenu : dans 12 cas la guérison complète, et dans 5 cas des améliorations notables.

Il y a pourtant quelques objections à faire à propos des observations publiées.

L'étude de toutes ces observations nous a montré que les récidives sont très fréquentes et que dans plusieurs cas on a été obligé d'intervenir encore une fois. En présence de ce fait, on est très étonné de voir qu'un grand nombre de malades n'étaient suivis que pendant quelques jours ou quelques mois après l'opération. Il est absolument impossible de considérer ces observations comme des preuves d'une guérison réelle.

Mais en dehors de cette objection, il y en a une autre à faire. Nous savons bien que Bottini a fait plus que quatre-vingts opérations ; il est par conséquent logique de demander quel est résultat qu'il a obtenu. Or, sur ces 80 opérations, il n'a publié que 5 cas : trois personnellement et deux par ses assistants ; dans tous ces cas, il a obtenu la guérison complète, mais il serait absolument nécessaire, de savoir si dans tous les autres cas il n'avait que des échecs.

En faisant ces objections, je ne veux pas dire que la méthode de Bottini ne présente aucune valeur thérapeutique, au contraire, je pense qu'elle peut rendre de grands services dans les cas bien déterminés. Dans la majorité des observations qui ont été jusqu'à présent publiées, on ne s'est pas suffisamment occupé des indications que peut présenter cette opération.

Bottini lui-même pense que c'est surtout dans les cas d'hypertrophie du lobe moyen que son opération est efficace ; pourtant, il n'examine pas ses malades à l'endoscope pour voir si ce lobe est véritablement hypertrophié et il se contente du toucher rectal et de l'exploration uréthrale. Or, tous ceux qui s'occupent spécialement des maladies des voies urinaires savent bien que dans la grande majorité des cas il est absolument impossible de dire si le lobe moyen est hypertrophié, si on ne fait pas l'examen endoscopique.

Il me semble qu'en présence des bons résultats obtenus dans certains cas, on doit examiner à l'endoscope tous les prostatiques pour savoir si leur lobe moyen n'est pas hypertrophié ou si les lobes latéraux ne forment pas des bourrelets autour du col de la vessie.

Les cas qui pourraient être traités par la méthode de Bottini ne sont pas rares. En faisant, il y a quelques années, des recherches sur la fréquence des différentes variétés de prostates hypertrophiées, je suis arrivé au résultat suivant (1) :

Sur 60 autopsies de prostatiques j'ai trouvé 34 cas d'hypertrophie totale, c'est-à-dire que dans la moitié de ces autopsies le lobe moyen était plus ou moins développé. Parmi ces cas il y en avait 13 (21 %) où le lobe moyen était très développé. L'hypertrophie du lobe moyen seul a été constatée dans 4 cas (6.6 %). Ces chiffres nous montrent que l'hypertrophie notable du lobe moyen s'observe à peu près dans un tiers des cas.

(1) *Annales des org. gén. ur.*, 1896.

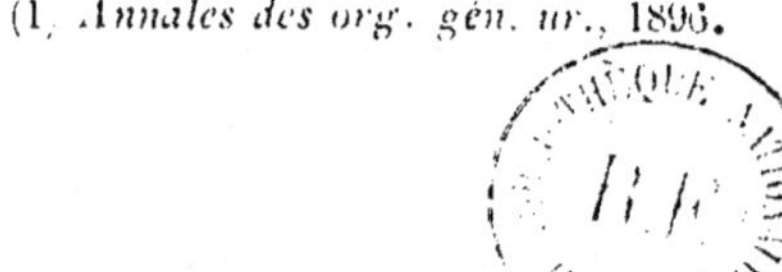

SIX OBSERVATIONS

D'ANGIO-NÉVRECTOMIE DOUBLE

dans l'hypertrophie de la prostate

PAR

MM. J. ALBARRAN et **B. MOTZ**

Nous apportons au Congrès les observations de six prostatiques chez qui nous avons pratiqué l'angio-nevrectomie double des cordons spermatiques. Quatre de ces malades ont été suivis par nous de 8 à 10 mois après l'opération.

Les résultats obtenus peuvent se résumer ainsi : Chez un malade atteint de rétention aiguë nous opérons après échec de la sonde à demeure pendant 13 jours ; le jour même de l'opération le malade urine spontanément ; huit mois après, il reste guéri et la prostate présente une diminution de volume.

Chez un autre malade atteint de rétention incomplète (100 gr.) la prostate est énorme, il y a des hémorragies abondantes. Il est opéré depuis 25 jours. Les hémorragies n'existent plus ; la prostate paraît un peu moins grosse (décongestion).

Un troisième malade avait subi la prostatectomie pour rétention chronique incomplète avec dysurie. Après une amélioration de quelques semaines tous les symptômes reviennent. Nous pratiquons l'angio-névrectomie, il y a de cela huit mois. Depuis nous constatons une amélioration très marquée dans les troubles fonctionnels, surtout de la dysurie, et la prostate a diminué de volume. Le résidu vésical, d'abord stationnaire, semble augmenter dans ces derniers temps.

Dans notre quatrième observation nous voyons un prostatique atteint de rétention chronique incomplète (200 gr.). Résultat après 10 mois : amélioration des symptômes fonctionnels ; résidu diminuant progressivement jusqu'à 95 grammes ; prostate atrophiée.

Notre cinquième malade avait, lui aussi, une rétention chronique incomplète avec cystite et hématuries. Il est opéré depuis huit mois et se trouve très amélioré au point de vue des symptômes fonctionnels.

Dans le sixième cas nous avons affaire à une rétention chronique complète : le malade se sondait toutes les heures et présentait des phénomènes de cystite que les traitements usuels n'avaient pu améliorer. Il est opéré depuis six mois : quoique les urines continuent à être troubles, les phénomènes de cystite ont disparu et le malade ne se sonde que toutes les trois heures ; la rétention complète persiste.

L'ensemble de ces résultats paraît assez analogue à celui que donne la castration double, mais il sera encore impossible de conclure d'une manière ferme. Nous continuerons à suivre ces malades, et nous vous en donnerons, dans un an, les observations détaillées.

Clermont (Oise). — Imprimerie DAIX frères, place Saint-André, 3.

www.ingramcontent.com/pod-product-compliance
Lightning Source LLC
LaVergne TN
LVHW052030160826
845678LV00003B/1262
9782329640099